NATURE

ET

Traitement Spécifique de la Lèpre

par

LE DOCTEUR LARA

DE RIO-DE-JANEIRO

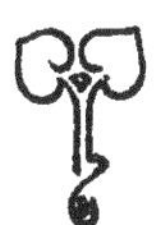

PARIS

A. MALOINE, ÉDITEUR

25-27, rue de l'École-de-Médecine, 25-27

1911

NATURE

ET

Traitement Spécifique de la Lèpre

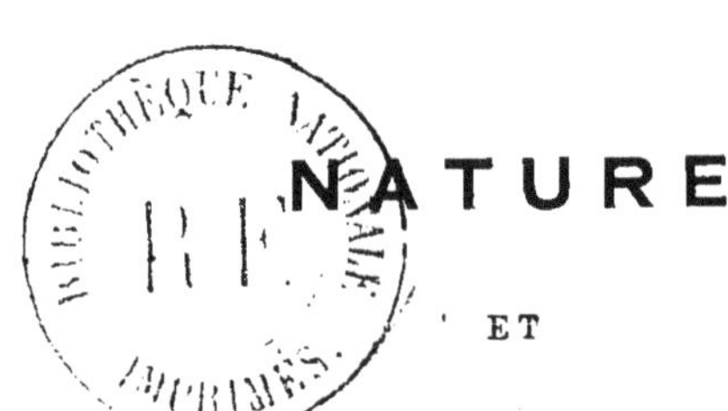

NATURE

ET

Traitement Spécifique de la Lèpre

par

LE DOCTEUR LARA

DE RIO-DE-JANEIRO

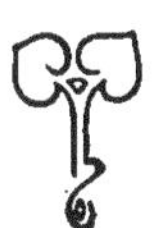

PARIS
A. MALOINE, Éditeur
25-27, rue de l'École-de-Médecine, 25-27

1911

NATURE

ET

Traitement Spécifique de la Lèpre

> *Naturam morborum curationes ostendunt.*
>
> La nature des maladies est mise en évidence par le traitement.

A la Conférence de Berlin, en 1897, fut rapportée une communication du Dr J. Carrasquilla, de Bogota, relative à une méthode sérothérapique de traitement de la lèpre, que l'on peut ainsi résumer :

Chez un sujet lépreux adulte, ne présentant pas de symptômes de cachexie, ni de misère physiologique, on pratique une saignée en vue de recueillir le sérum qui doit servir à la préparation d'un animal peu sensible à la lèpre.

On choisit un cheval jeune, sain et vigoureux, et on lui injecte 15 à 60 centimètres cubes de ce sérum, suivant la taille. Trois injections sont ainsi pratiquées à dix jours d'intervalle et, une nouvelle période de dix jours écoulée, après la dernière injection, on saigne aseptiquement l'animal, en recueillant le sang à sa sortie du vaisseau dans des récipients stériles.

Pour la première injection de sérum de cheval appliquée au traitement des lépreux, on ne dépasse pas 1 centimètre cube, et on augmente la dose aux injections suivantes, en tâtant la susceptibilité du malade.

En même temps qu'on observe chez les malades soumis aux injections de ce sérum des effets physiologiques de réaction générale et locale, on voit se produire dans les lésions lépreuses des modifications qui révèlent l'action thérapeutique du médicament.

Des améliorations considérables de nombreux lépreux furent obtenues avec ce traitement par son auteur et par d'autres médecins.

Nous-même avons essayé ce sérum chez plusieurs lépreux au Brésil et obtenu également des améliorations très notables, témoignées par les distingués confrères les Drs Galdino Sobrinho et Juvenal Nèves, qui ont pu suivre ces malades encore longtemps après que notre propre état de santé nous eut empêché de poursuivre ces essais.

Malgré les résultats positifs très remarquables produits dans le traitement de la lèpre par le sérum Carrasquilla, affirmés par son auteur et par d'autres médecins, on a émis des doutes sur son efficacité, dans la Conférence de Berlin de 1897, et, parmi les objections que l'on y a formulées, on a principalement fait observer que, le sang retiré aux lépreux ne contenant guère de bacilles, ni toxines, le sérum des chevaux injectés avec ce sang ne saurait renfermer aucune substance spécifique.

Ces arguments mal fondés contre l'intérêt que

pourrait offrir la méthode de sérothérapie antilépreuse de Carrasquilla furent reproduits depuis, en dehors de la Conférence même, par des savants et des corps scientifiques des plus éminents, et continuent à être, jusqu'à présent, répétés par les dermatologistes et les thérapeutes dans tous leurs écrits et leçons sur la lèpre.

Ainsi, MM. Metchnikoff et Besredka ont affirmé que le sérum Carrasquilla ne renferme pas de produits lépreux, et que ses effets thérapeutiques doivent être attribués aux hémotoxines qu'il contient sûrement.

Pour le démontrer, ces savants ont injecté à une chèvre du sang humain défibriné, et ont constaté que le sérum de cette chèvre, injecté à petites doses à des lépreux, amenait une augmentation dans le nombre de leurs hématies et dans la teneur de leur sang en hémoglobine. Il se produisit en même temps, dans plusieurs cas, une réaction locale au niveau des lé-promes (Recherches sur l'action de l'hémotoxine. *Annales de l'Institut Pasteur*, 1900, p. 402).

Si intéressants que soient les effets physiologiques ainsi mis en évidence, ils sont néanmoins d'importance minime, et nullement comparables aux améliorations considérables amenées dans l'état objectif et subjectif des lépreux par l'emploi du sérum Carrasquilla, et dont ont témoigné plusieurs médecins affirmant la remarquable efficacité thérapeutique de ce médica-ment.

Préoccupé des inconvénients apparents de sa mé-thode sérothérapique, signalés au Congrès de Berlin, le Dr Carrasquilla s'avisa de lui apporter la modification suivante :

Pour l'immunisation des chevaux, il s'adressa, non plus au sang des lépreux, mais à des cultures microbiennes provenant des lésions lépreuses. Dès lors, après qu'il se fut ainsi laissé dérouter, sans être depuis revenu sur ses pas, il cessa d'obtenir les résultats extraordinaires qui se produisaient quand il se servait du sérum sanguin des lépreux pour préparer ses chevaux.

Découragé par ses derniers insuccès, et arrêté par les critiques injustement portées dans la Conférence de Berlin et en dehors de la Conférence, sur le principe de son procédé primitif d'immunisation antilépreuse, le Dr Carrasquilla ne se décida pas à poursuivre ses recherches thérapeutiques, et ainsi est tombée dans l'oubli une méthode intéressante de traitement qui, n'eût été l'opposition que lui suscita le Congrès de Berlin, aurait pu, depuis longtemps, être des plus fécondes en résultats bienfaisants pour les malheureux lépreux.

Lors de cette Conférence de Berlin, on n'était pas encore en mesure de se rendre compte de l'exactitude du principe de la méthode sérothérapique du Dr Carrasquilla. Mais depuis la découverte des poisons que, avec l'aide de M. Guillemard, nous avons isolés des urines des lépreux (*Mémoire sur la découverte de deux alcaloïdes vénéneux extraits des urines des lépreux*, par A. Lara, *Bulletin de l'Académie de Médecine* du 30 février 1906), il n'est plus loisible d'affirmer que le sérum immunisant de Carrasquilla ne contenait pas de produits lépreux.

Et depuis que nous avons démontré par des faits cliniques et expérimentaux, dans une étude intitulée *Etiologie et Pathogénie de la Lèpre*, que ces toxines circulant dans le plasma des lépreux sont aptes à reproduire la plupart des principaux désordres pathologiques qui se déroulent au cours de la lèpre, il n'est plus permis de dire que le sérum antilépreux du Dr Carrasquilla ne renfermait rien de spécifique.

Il est en effet de notion acquise actuellement que le sérum de certains animaux auxquels on injecte, à plucieurs reprises, des doses croissantes de poisons solubles (toxines microbiennes ou végétales, venins des serpents, toxalbumoses et autres substances connues ou encore inconnues), acquiert des propriétés antitoxiques, que l'on explique par l'apparition d'anticorps spécifiques vis-à-vis des substances dites antigènes qui les ont constitués. Ce sérum, injecté à l'homme, peut prévenir ou combattre chez lui une intoxication produite par des poisons semblables à ceux que l'on a injectés à ces animaux.

L'utilisation pratique, dans la sérothérapie, de la notion des propriétés antitoxiques des anticorps, n'est pas restée limitée au domaine des infections spécifiques, puisque les intoxications, comme les infections, déterminent dans le sang des animaux qui les subissent, l'apparition d'actions antitoxiques. Après les sérums antidiphtériques et anticholériques, la même notion a servi à la préparation des sérums antivenimeux, et peut mener à la découverte d'autres sérums antitoxiques.

« Il existe dans le sang et les humeurs des lépreux, « avons-nous dit, des alcaloïdes vénéneux qui ont « reproduit expérimentalement et cliniquement la « plupart des phénomènes morbides principaux de la « lèpre » (*loc. cit.*). Il en résulte que le sérum des animaux (ordinairement le cheval) auxquels Carrasquilla injectait, à des intervalles espacés, des doses réitérées de sérum sanguin de lépreux, contenait sans doute des antitoxines spécifiques vis-à-vis des poisons lépreux, et pouvait exercer une immunisation curative, peut-être même préventive, contre la lèpre, immunisation semblable à celle obtenue par l'emploi du sérum anti-venimeux contre l'empoisonnement ophidien, à l'immunité acquise des jeunes souris contre l'abrine, la ricine, et, même, au fond, à l'immunité naturelle des rongeurs vis-à-vis de l'atropine. L'immunité anti-toxique n'est pas moins réelle et spécifique que l'immunité antimicrobienne.

Quant à la nature et au mode d'action des principes antitoxiques du sérum antilépreux de Carrasquilla, nous croyons que, parmi les théories émises pour expliquer l'origine des antitoxines et anticorps en général, et le mécanisme de leur action de neutralisation des toxines, celle qui semble le mieux rendre compte de ces phénomènes, pour les antitoxines du sérum Carrasquilla et les anticorps analogues, est l'opinion que ces antitoxines dérivent des toxines transformées par l'organisme (Metchnikoff) et que leur action s'exerce, non pas directement sur la toxine, par combinaison chimique, fixation physique ou adhérence moléculaire, mais sur l'organisme et par son intermédiaire, soit en excitant la leucocytose et les autres procédés de défense, soit en produisant des phénomènes physiologiques antagonistes de ceux de la toxine.

Nous croyons même que, ne connaissant pas la nature des anticorps, et ne pouvant les caractériser que par leurs propriétés et leurs effets, on ne doit pas les considérer toujours comme des substances différentes des toxines et poisons dont ils proviennent, et dont ils ne constitueraient, dans beaucoup de cas, à notre sens, que des états d'atténuation produits par simple dilution et diffusion dans les humeurs et les tissus des animaux chez lesquels ils ont pénétré.

Il se peut que par le fait de leur dilution même, les toxines acquièrent, pour certaines d'entre elles au moins, comme la matière dans les tubes de Crookes, des propriétés nouvelles se manifestant par des effets physiologiques contraires à ceux qu'elles produisent à concentration plus grande.

A l'état atténué, les toxines acquerraient la propriété d'exalter la vitalité de l'organisme dominé par l'intensité d'action des toxines concentrées, et de provoquer la manifestation de sa réactivité par la production d'effets physiologiques antagonistes de ceux des poisons qui l'ont envahi.

A l'appui de la manière de voir que nous venons d'émettre sur la neutralisation des poisons de la lèpre, par l'action antitoxique de ces mêmes poisons dilués dans le sérum antilépreux, nous pourrions invoquer l'autorité de Pasteur et son école, car le grand savant avait déjà émis, à propos du virus rabique, l'opinion que son atténuation par les moelles desséchées des lapins inoculés s'expliquait, non par modification de la qualité, mais par diminution de la quantité du virus, ce qui amena M. Högyes à remplacer la méthode pasteurienne classique des moelles desséchées par de simples dilutions plus ou moins étendues du virus fixe dans la solution physiologique, et dont l'application au traitement des malades a donné des résultats identiques à ceux de la méthode classique.

On peut se demander si cette constatation sur le virus de la rage et le sérum antirabique n'est pas susceptible d'avoir une extension et application à d'autres virus et sérums thérapeutiques, et de donner une interprétation plus simple et plus exacte de l'origine de beaucoup d'anticorps et antitoxines, et de leur mode de neutralisation des toxines auxquelles ils répondent. La réponse affirmative peut être donnée pour les poisons de la lèpre et le sérum antilépreux, comme pour les poisons analogues et leurs anticorps, ce que nous aurons à démontrer plus tard.

Malgré la complexité apparente des phénomènes de neutralisation des toxines par les antitoxines ou de réaction de l'organisme vis-à-vis des poisons, venins et toxines qui le pénètrent, le processus général, dont ces phénomènes ne sont que la manifestation, relève sans doute de lois aussi simples que celles qui régissent et expliquent le mécanisme de l'action des sérums thérapeutiques dans les intoxications et beaucoup d'infections.

Dans le mémoire précité, nous avons exposé que, des deux alcaloïdes vénéneux dont nous avons montré l'existence en proportions anormales dans l'économie des lépreux, l'un est identique à la choline par sa composition chimique et ses propriétés physiques et physiologiques, et que l'autre est constitué par une isocholine possédant les mêmes propriétés physiologiques, la même énergie toxique et, à peu de différences près, les mêmes caractères physico-chimiques que la muscarine végétale, dont elle ne diffère, sous le rapport de sa composition centésimale, que par un atome d'oxygène en moins.

On peut supposer que cette isomérie de la muscarine lépreuse est le résultat d'un phénomène de réduction de la muscarine vraie se produisant à son passage par les reins ou pendant son séjour dans la vessie, sous l'influence réductrice de l'épithélium rénal ou des principes réducteurs de l'urine (1).

(1) Cette manière de voir semble corroborée en quelque mesure par l'expérience suivante instituée par M. GUILLEMARD :

De la muscarine séparée d'une petite quantité de chloroplatinate de cette base a été mélangée à un rein de porc pulpé ; le tout additionné d'un peu de glycérine a été abandonné deux jours à l'étuve à fermentation.

Au bout de ce temps la masse a été épuisée à chaud par de l'eau, puis exprimée. Le liquide recueilli, additionné de sulfate d'ammoniaque, puis d'une petite quantité d'acide acétique, a été de nouveau porté à l'ébullition, puis filtré, et concentré dans le vide. Le résidu est précipité par l'acide silicotungstique en solution chlorhydrique. Les bases isolées en solution alcoolique donnent avec

Les urines de sept lépreux atteints de la forme mixte et nerveuse ont donné à leur analyse, en plusieurs expériences, jusqu'à 0,07 de chloroplatinate de la première base, et 0,04 de la seconde, par litre (*loc. cit.*, p. 8).

Dans une expérience ultérieure, 32 litres d'urine de six lépreux tubéreux, ayant été soumis à la même méthode d'extraction qui a été appliquée, en collaboration avec M. Guillemard, à celle des lépreux ci-dessus mentionnés, n'ont donné que 0,039 de choline (chloroplatinate) et 0,016 de pseudo-muscarine par litre.

Nous reviendrons plus loin sur les résultats différents constatés dans ces deux ordres d'expériences, en rappelant que nous avons ici fait remarquer que les six lépreux tubéreux dont les urines ont donné une quantité notablement plus faible de ces composés alcaloïdes, demeuraient dans un pays à endémie lépreuse (au Brésil), circonstance qui aura influé pour élever chez eux le taux des produits toxiques de leur lèpre. Par contre, les sept malades atteints de lèpre mixte et nerveuse dont les sécrétions rénales contenaient des proportions remarquablement plus éle-

---

HgCl² un notable précipité. Ce précipité, traité par H²S pour séparer le mercure, abandonne le chlorhydrate d'une base possédant toutes les propriétés physiologiques de la muscarine.

Il semble bien que dans ce cas la muscarine vraie ait été transformée en pseudo-muscarine précipitable par HgCl², et qui peut très bien être identique à la muscarine lépreuse. Mais la petite quantité de matière qu'il avait à sa disposition n'a pas permis d'en faire l'analyse.

.vées de ptomaïnes vénéneuses habitaient à Paris, où l'influence bienfaisante du milieu a tendance à enrayer la production des poisons lépreux et l'évolution du processus morbide.

Ces corps n'ont jamais été trouvés dans les urines normales et pathologiques. La choline a été signalée dans le liquide céphalo-rachidien dans les affections cérébrales ; quant à la muscarine, on ne l'avait pas encore rencontrée ni dans l'urine, ni dans aucune sécrétion normale ou morbide.

La remarquable ressemblance symptomatique de certaines formes de la lèpre avec la syringomyélie devait nous induire naturellement à rechercher si ces ptomaïnes ne se produisent pas également dans l'organisme des syringomyéliques. Aussi 20 litres d'urines de trois malades atteints de syringomyélie vraie, du service de M. Déjerine à la Salpétrière, ont été analysés par le même procédé qui a servi à nos premières recherches sur les ptomaïnes lépreuses, lesquelles n'ont cependant pas pu être retrouvées en quantité appréciable dans ces urines syringomyéliques.

Les substances alcaloïdes, véritables ptomaïnes, que la cellule organique ou bactérienne fabrique, entre autres produits, quand elle vit sans air, ou avec une quantité d'air insuffisante, se produisent en petite quantité durant la vie normale, en plus grande proportion sous l'influence des maladies et des perversions nutritives ou digestives apportant une modification ou une entrave à son fonctionnement. (A. Gautier.)

Les composés alcaloïdiques ainsi formés, produits
de désassimilation des albuminoïdes protoplasmiques,
ou de digestion des matières protéiques du bol ali-
mentaire, s'accumulent dans l'économie si leur formation a lieu en proportion exagérée, ou si leur élimi-
nation et destruction par les émonctoires et par les
appareils de transformation des poisons et de défense
organique deviennent insuffisantes.

Dans ces conditions, les ptomaïnes vénéneuses des
tissus et du tube digestif engendrent des phénomènes
divers d'intoxication chronique dont les localisations et les manifestations symptomatiques varient
suivant les affinités particulières de ces poisons pour
des organes déterminés, les degrés de résistance des
systèmes et appareils organiques, la diversité des
états diathésiques et des prédispositions indivi-
duelles.

Si c'est le système nerveux qui se trouve dans les
conditions spéciales du *locus minoris resistentiæ*, ou
de prédisposition diathésique héréditaire, congéni-
tale ou acquise, c'est sur les éléments nerveux que se
portent premièrement les agents de l'intoxication,
notamment quand il s'agit de poisons ayant sur ces
éléments une action élective, tels la choline et la
muscarine.

La présence de ces poisons nervins si actifs circulant
dans les plasmas des lépreux constitue sans doute la
cause déterminante primordiale des symptômes et
lésions qui se produisent au cours de leur maladie,
principalement de l'altération profonde du sang consé-

cutive à l'affection et dégénération du système nerveux, qui apparaissent premièrement chez eux comme
les altérations anatomo-pathologiques les plus im-
portantes, dominant la pathogénie de la plupart des
phénomènes morbides de la lèpre.

« Des lésions névritiques plus ou moins profondes
« existent — avons-nous dit (*Etiologie et pathogénie*
« *de la lèpre*) — dans toutes les formes de la lèpre ;
« à l'examen clinique ou macroscopique les nerfs
« semblent avoir peu ou n'avoir pas augmenté de
« volume dans la forme tégumentaire, mais l'exa-
« men histologique a fait constater des altérations
« des tubes nerveux. Jeanselme a montré que dans
« les lépromes cutanés, les rameaux nerveux ne sont
« pas épargnés, et il résulte des observations de
« Nonne et Arning que des altérations des troncs
« nerveux sont également rencontrées à l'état latent
« dans cette forme de la maladie.

« Dans la lèpre tropho-neurotique les altérations
« de la dégénérescence wallérienne s'associent ou se
« combinent à celles de la névrite segmentaire péri-
« axile, et entraînent inévitablement l'amyotrophie
« et des troubles trophiques. Mais les lésions ner-
« veuses latentes encore imparfaitement connues de la
« lèpre tuberculeuse peuvent consister en une névrite
« périaxilaire analogue à la névrite saturnine expé-
« rimentale, laquelle ne présente pas non plus des
« troubles fonctionnels caractérisés ; l'absence de dé-
« génération wallérienne et la conservation des cy-
« lindres-axes permettent de comprendre pourquoi

« l'amyotrophie et les troubles trophiques y font à
« peu près complètement défaut. »

La disposition remarquablement symétrique des
macules érythémateuses au début de la lèpre, aussi
bien dans la lèpre tubéreuse que dans la forme
tropho-neurotique, et qu'elles affectent souvent encore, dans les stades ultérieurs de la maladie, doivent
aussi nous porter à admettre, comme l'ont fait remarquer plusieurs auteurs, que ces taches sont en
relation avec une irritation des centres médullaires
et encéphaliques, qu'explique suffisamment l'affi-
nité particulière des poisons choli-muscariens pour
le système nerveux.

Les phénomènes morbides de la lèpre, sous quelque
forme qu'elle se manifeste, caractérisent pour la plupart une action directe sur le système nerveux, dé-
terminant des troubles vasculaires, sécrétoires, sensitifs, moteurs, psychiques, qu'explique également
l'intoxication muscarienne.

« Il ressort des expériences, déjà nombreuses,
« faites avec la muscarine par Prévost, Alison, Oré,
« etc., qu'il y a une action spéciale sur tout le sys-
« tème nerveux, mais qui commence à s'exercer sur
« les terminaisons périphériques des nerfs, à l'instar
« de celle de la névrine et des autres poisons curati-
« sants. On s'explique ainsi pourquoi, dans la lèpre,
« l'action de l'agent pathogène se manifeste tout
« d'abord par des perturbations organiques fonc-
« tionnelles des expansions nerveuses terminales
« (érythèmes, macules, anesthésie et troubles trophi-

« ques cutanés). La substance toxique diffuse et im-
« pressionne à la fois toutes les parties du système
« nerveux, mais les parties périphériques, plus éloignées
« de leurs centres trophiques et plus vulnérables, tra-
« duisent premièrement leur souffrance par des alté-
« rations matérielles ou dynamiques. Dans leur évo-
« lution ultérieure sur les grosses branches et vers
« les racines spinales, selon que l'effet destructif
« local du poison à l'état naissant se porte sur les
« parties périphériqus seulement ou également sur la
« portion centrale du système nerveux, les lésions
« organiques nerveuses se montrent tantôt dans les
« nerfs périphériques seulement, tantôt également
« dans les racines et dans les centres myélencépha-
« liques. Il en résulte que les névrites périphériques
« se rencontrent plus fréquemment que les lésions
« des centres nerveux appréciables à l'examen mi-
« croscopique » (*loc. cit.*, p. 35).

Nous avons montré, d'autre part, que la choline et
la muscarine ont reproduit, dans les expériences sur
les animaux, et dans beaucoup de faits cliniques d'empoisonnements occasionnés par des amanites agissant par ces mêmes poisons, un grand nombre des
phénomènes morbides et la majorité des principales
manifestations symptomatiques générales et locales
provoquées par la lèpre, depuis ses premiers pro-
dromes jusqu'à son anesthésie typique avec disso-
ciation des sensibilités : grande lassitude du corps,
abattement général et apathie, tendance irrésistible
au sommeil, sueurs profuses, haleine fétide et puante,

altération des traits avec expression étrange et immobilité des yeux, cyanose de la face et des extrémités, injection des conjonctives, rétrécissement des pupilles, rhinite et épistaxis, gonflement œdémateux aux pieds et aux mains, paralysies partielles, sang noir et poisseux, pouls faible, petit, filiforme, anesthésies cutanées, éruptions ortiées, érythémateuses et nodulaires, abaissement de la température normale, etc. (*loc. cit.*, pp. 19, 20, 24).

La constatation de l'hypothermie parmi les phénomènes physiologiques et toxiques déterminés par la choline et la muscarine, et relevés dans les observations cliniques et les faits expérimentaux ci-dessus mentionnés, est très intéressante par ses rapports avec le rôle pathologique du bacille de Hansen et son action dysgénésique sur la végétation de ce microbe. « De même que dans les empoisonnements par la
« fausse-oronge et que dans l'intoxication expéri-
« mentale par la muscarine (*loc. cit.*), la température
« normale est abaissée dans la lèpre, ainsi que l'a-
« vaient remarqué Adams et d'autres auteurs ; s'il
« y a de l'hyperthermie, c'est seulement dans ses
« phases dernières et durant les accès fébriles qui
« surviennent irrégulièrement au cours de la maladie ;
« hormis cela, la température descend ordinairement
« chez les lépreux jusqu'à 30° et plus dans les foyers
« à endémie. Dans 12 observations de la lèpre, consi-
« gnées par Danielssen et Boeck dans leur *Traité de*
« *la spedalsked*, on constate que la température des
« malades était, dans deux cas, 28-29°, dans trois,

« 26-27°, dans trois autres, 25°, dans quatre cas,
« 24° Réaumur... »

« Dans les cultures du bacille de Hansen, les colo-
« nies ne se développent qu'à une température élevée
« variant, selon les divers milieux, de 37° à 39° (1) ;
« leur végétation diminue et s'arrête si la tempéra-
« ture descend et se maintient au-dessous de 37°. Il
« est donc à supposer que dans l'organisme lépreux,
« dont la température normale est ordinairement
« abaissée et arrive jusqu'à 30-29°, les invasions des
« bacilles thermophiles de la lèpre ne s'effectuent qu'à
« l'occasion d'hyperthermies fébriles déterminées par
« des troubles morbides divers : rhumes, bronchites,
« angines, impaludisme, infections banales, gastri-
« ques, intestinales.

« Telle serait ordinairement la cause des accès fé-
« briles de la lèpre ; ils ne semblent pas avoir de liens
« directs et nécessaires avec les poussées léproma-
« teuses... »

« En effet, ces accès fébriles n'accompagnent pas
« en réalité les poussées néoplasiques, ils les précèdent
« généralement de quelques jours ou de quelques se-
« maines, ou leur succèdent avec des intervalles irré-
« guliers, parfois si longs que toute connexion entre
« ces deux phénomènes devient invraisemblable. Dans
« la période prodromique, il se produit parfois des
« mouvements fébriles des mois et des années avant
« les premières efflorescences tuberculeuses.

(1) E. WEIL. *Société de Dermatologie de Paris*, mars 1906.

« Ce serait donc par pénétration dans l'organisme
« lépreux ou par exaltation de leur virulence sous
« l'influence de conditions comme l'élévation fébrile
« de la température, provoquée par des congestions,
« des phlegmasies et des infections vulgaires, que les
« bacilles lépreux deviendraient accidentellement
« pathogènes. Ce serait dans les mêmes circonstances
« que se réveillent, pour devenir à nouveau virulents,
« les amas considérables de bacilles que l'hypother-
« mie lépreuse avait conservés inertes dans les tissus,
« à côté de nombreux bacilles morts.

« L'évolution très lente de la lèpre tuberculeuse se
« poursuivant durant des dizaines d'années et, d'au-
« tre part, la quantité prodigieuse de bacilles, farcis-
« sant les tissus en amas innombrables, semblent éga-
« lement montrer que la virulence de ces microbes ne
« doit se développer que d'une façon intermittente, à
« l'occasion de circonstances comme les ascensions
« thermiques que des troubles morbides divers déter-
« minent au cours de la maladie, en faisant dispa-
« raître transitoirement l'état d'hypothermie nor-
« male qui entrave le développement et l'exaltation
« du bacille. »

De l'exposé reproduit sommairement dans les lignes
précédentes, de notre étude relative aux toxines alcaloïdiques que nous avons entrevues et isolées dans les
urines lépreuses, et à leurs effets physiologiques et
pathologiques, cadrant en si grand nombre et de façon
si frappante avec les phénomènes morbides de la
lèpre, la conclusion qui se dégage nettement est que

ces corps vénéneux apparaissent dans l'économie des lépreux comme les agents causaux directs de la maladie, consistant essentiellement en une intoxication choli-muscarienne.

La question qui se pose, sur l'origine de ces toxines, est de savoir si elles proviennent des sécrétions du *bacillus lepræ*, ou s'il s'agit plutôt, comme nous le croyons, de poisons des tissus ou de l'intestin, se produisant au cours des transformations fermentatives soit des albuminoïdes de la désassimilation, soit des matières protéiques et principalement des lécithines (1) alimentaires dans le tube digestif.

La question ne pouvant pas encore être tranchée par la recherche de ces poisons dans des cultures du bacille de Hansen assez abondantes et à l'abri de toute cause d'erreur, nous appuyons notre manière de voir sur divers arguments d'ordre différent :

1º L'étude de la virulence des bacilles de Koch dans

(1) Dans son intéressante thèse de doctorat intitulée *Etiologia e pathogenia da lépra*, le Dr L. MORETZSOHN, après une judicieuse critique de notre travail sur le même sujet, nous adressa les objections suivantes à l'égard du rôle que nous attribuons aux poisons lépreux dans la genèse de la lèpre :

a) Si ce rôle étiologique, dit-il, était tel que le croit le Dr LARA, la lèpre pourrait se développer spontanément chez des personnes n'ayant jamais été en contact avec des lépreux, contrairement à l'observation démontrant que l'apparition de la maladie dans les diverses contrées coïncide toujours avec l'importation de sujets lépreux, et que les foyers se forment dans les localités où viennent se fixer des personnes atteintes.

A cette objection étayée sur la théorie toujours très discutée de la contagiosité de la lèpre, nous répondrons : Le fait que la propagation de la maladie dans chaque pays a toujours suivi l'arrivée ses rapports avec la marche de la tuberculose pulmonaire a montré qu'il y a une relation manifeste entre la virulence des bacilles et la rapidité de l'évolution morbide. Sous l'action de bacilles très actifs, il se produit des infections très aiguës ; aux bacilles peu virulents correspondent des formes très prolongées de tuberculose (Rodet et Delanoë).

De même, l'organisme lépreux attaqué dans la forme nerveuse par des bacilles de Hansen plus virulents, ainsi que l'on a admis, de par la quantité plus forte ou la qualité plus nocive des poisons lépreux, devrait subir une infection de marche plus rapide et de plus courte durée que dans la lèpre tubéreuse. Toutefois, c'est au contraire dans la forme nerveuse que la marche de la maladie est le plus chronique et la durée plus longue généralement.

de lépreux qui s'y seraient fixés et auraient été les seules personnes primitivement atteintes, est très contesté et a été souvent trouvé en défaut. Ainsi dans les Iles Sandwich, avant l'arrivée du Chinois que l'on a voulu rendre responsable de l'introduction et dissémination de la lèpre dans le même pays, la maladie y avait déjà existé depuis des temps très anciens.

b) Si l'intoxication par les poisons lépreux, — dit aussi le Dr Moretzsohn, — provenait de dédoulements fermentatifs des lécithines, la lèpre se produirait également sous l'influence d'autres maladies capables de provoquer les dédoublements des mêmes substances.

Nous répondons que nous avons exposé dans le travail auquel se rapporte le distingué confrère et nous avons répété dans cette étude que l'origine des toxines alacaloïdiques de la lèpre peut provenir, non seulement et surtout de dédoublements hydrolytiques des lécithines, mais aussi, soit de la désintégration au sein de l'organisme, des albuminoïdes de la désassimilation cellulaire,

Dans la forme tubéreuse, par contre, des bacilles moins virulents, comme on l'a affirmé, par la proportion plus faible ou la moindre toxicité des mêmes poisons, ne sauraient déterminer que des cas d'évolution plus lente et de plus longue durée. C'est cependant dans cette forme que la marche de la lèpre est en général moins prolongée et que l'on rencontre les cas les plus graves, parfois aigus.

2° Nous avons montré (page 14) que le taux des alcaloïdes vénéneux en cause, extraits des urines des lépreux de la forme mixte et nerveuse, est notablement plus élevé que la proportion des mêmes poisons contenus dans l'urine des lépreux tubéreux, ce qui devrait entraîner chez ces derniers des formes moins graves et une évolution plus lente du processus mor-

soit des fermentations digestives des substances protéiques de l'alimentation sous l'action des enzymes ou des bactéries de l'intestin.

En outre, les dédoublements lécithiniques ne donnent pas constamment naissance aux seules bases névriniques vénéneuses que nous considérons comme les agents toxiques et la cause déterminante de la lèpre. Lippman a montré, avons-nous dit, que parmi les divers groupes de lécithines, il en est qui sont aptes, en se dédoublant, à donner des acides gras, de l'acide phosphoglycérique et des bétaïnes ; d'autres fournissent les deux premiers de ces termes, mais la bétaïne est remplacée par la névrine, la choline, la muscarine.

Ajoutons que les poisons lépreux n'ont pas été signalés dans aucune autre urine normale ou morbide, et que nous les avons recherchés, sans en rencontrer de traces, dans celle des malades atteints de syringomyélie, dont le tableau clinique ressemble pourtant souvent extraordinairement, à s'y méprendre, à celui de la lèpre nerveuse.

bide que celles qui seraient observées chez les lépreux trophoneurotiques, si ces toxines étaient sécrétées par des bacilles plus virulents dans le dernier cas, moins actifs dans les premiers.

Néanmoins, la clinique a fait constater que c'est la relation inverse qui a lieu en réalité, comme nous l'avons remarqué plus haut.

3º Les microbes sont en général très rares dans le sang. Le sang des lépreux, de même que leurs urines, ne contient guère de bacilles ni de toxines bacillaires, notamment dans les intervalles très espacés des accès fébriles qui surviennent irrégulièrement ou rarement au cours de la maladie. C'est même là le fondement sur lequel repose le principal argument que l'on a formulé à la suite du Congrès de la lèpre de Berlin, contre la valeur thérapeutique du sérum antilépreux de Carrasquilla.

Il en résulte que les toxines alcaloïdiques existant dans le sang des lépreux, en proportion naturellement plus forte que celles qui sont éliminées, quoique en quantité encore très notables par leurs urines, ne proviennent pas assurément des sécrétions des bacilles de Hansen, absents dans le courant sanguin.

4ᶜ Les bacilles lépreux ont été rencontrés dans la cavité glyomateuse de la moelle rachidienne de malades ayant succombé à la syringomyélie vraie, maladie dans laquelle nous avons cependant constaté l'absence des poisons lépreux, par l'analyse des urines syringomyéliques (voir page 15).

Etant donné que les toxines alcaloïdiques qui déterminent l'intoxication spéciale constituant la maladie lépreuse, comme nous l'avons montré, ne semblent absolument pas être fabriquées par les bacilles de Hansen, la question se pose alors de savoir quel peut être le rôle de ce microbe dans la pathogénie de la lèpre.

Comme nombre d'autres microorganismes prétendus pathogènes d'affections virulentes déterminées, les bacilles de la lèpre ne représenteraient, eux aussi, que la flore spéciale des conditions créées par la maladie, et leur pullulation, dans les lépromes, ne serait que le résultat du milieu bio-chimique créé par l'intoxication lépreuse, et des ascensions thermiques occasionnées par des infections et des intoxications secondaires. L'atteinte du système nerveux périphérique et les paralysies vasomotrices localisées, plus prononcées dans la forme tubéreuse de la lèpre, achèvent la préparation du terrain sur lequel les bacilles de Hansen viennent apporter leur concours à la construction des lépromes.

« On a fait remarquer (*loc. cit.*, pp. 40-42) que la
« disposition nettement périvasculaire des lésions
« lépromateuses, l'épaississement des parois des vais-
« seaux, dont l'endothélium renferme souvent des
« bacilles en nombre considérable, montre bien que
« l'apport de ces germes doit se faire par voie san-
« guine. Grâce à des stases localisées et aux troubles
« vasculaires survenant, notamment dans la forme
« tégumentaire de la lèpre, les bacilles s'arrêteraient
« au niveau des dilatations vasculaires et y pullule-

« raient en contribuant de cette manière à l'édifica-
« tion des lépromes.

« Cette manière de voir sur le mécanisme qui pré-
« side à la formation des lépromes, paraît confirmée
« par le fait que ces néoplasies sont très vasculaires,
« et nous fait comprendre pourquoi elles ne se déve-
« loppent pas dans la lèpre neurotique, dans laquelle
« la pauvreté relative des nerfs en réseaux vasculaires
« d'un certain calibre y rend seulement possible la
« formation de petits nodules infectieux. Si, dans la
« peau des lépreux trophoneurotiques il se fait,
« comme on l'a observé, des décharges bacillaires
« sans qu'il se développe de lépromes, c'est que dans
« cette peau, les perturbations vasomotrices font
« défaut ou sont peu accentuées, et que les bacilles
« n'y rencontrent pas, pour se fixer et se développer,
« les conditions angio-paralytiques et les stases vas-
« culaires nécessaires.

« Sans ces conditions de ralentissement de la circu-
« lation locale, qui résultent de paralysies ou de l'inhi-
« bition des centres ou des nerfs vaso-constrictifs,
« déterminées par l'agent toxique de la lèpre, on peut
« se demander si le bacille de Hansen parviendrait à
« construire des lésions néoplasiques ou s'il ne saurait
« aboutir qu'à déterminer des phénomènes de sep-
« ticémie chronique ou de putréfaction commune. »

Le *bacillus lepræ* ne serait donc ni la seule cause, ni
même le facteur principal de la lèpre, comme on l'a
affirmé sans preuves suffisantes, et sans avoir satisfait
à aucune des conditions nécessaires en pathologie gé-

nérale pour qu'un microbe puisse être jugé spécifique d'une maladie déterminée :

a) Ce microbe a été rencontré dans plusieurs autres affections non lépreuses, dans des doigts et des orteils de personnes atteintes de panaris analgésique, de anhyum, dans la moelle de malades atteints de syringomyélie et d'encéphalo-myélite considérés comme des cas typiques, non bacillaires, des mêmes maladies.

b) Il n'existe pas dans toutes les formes et dans tous les cas de lèpre ; son absence a été constatée dans la majorité des formes nerveuses et dans beaucoup de cas de la forme tubéreuse. Les bacilles ne paraissent jamais dans les premières phases de la maladie ; ils ne sont ordinairement pas rencontrés dans les premières taches érythémateuses, dans lesquelles on les recherche en vain pendant des mois et dans les premières années ; ils ne commencent à se montrer qu'avec les premières efflorescences tuberculeuses. Chez les lépreux tropho-neurotiques, la recherche du bacille reste généralement muette.

MM. Bouchard, Nocard, Strauss, Vidal, Mosny ne parvinrent jamais à déceler le bacille, malgré leur haute compétence et l'examen le plus attentif, dans beaucoup de pièces de biopsies fournies à maintes reprises par M. Zambaco.

Après ces témoignages si autorisés, les affirmations contradictoires de M. Hansen et ses adhérents, qu'il n'existe pas de lèpre sans bacilles toujours présents dans les lésions tégumentaires ou nerveuses, peuvent être rapprochées de celles de Koch et ses partisans, d'après lesquelles les bacilles tuberculeux se trouvent dans toutes les affections tuberculeuses et sont la seule et indéniable substance infectieuse, les parasites pathogènes de la tuberculose.

Contre ce dogme qui semblait pourtant si solidement établi, et autrement étayé sur des preuves expérimentales que ne l'a jamais été la théorie bacillaire de la lèpre, le professeur Middendorp a récemment opposé, documents en mains, un démenti formel et catégorique. Se fondant sur les résultats négatifs de ses recherches sur la présence des bacilles tuberculeux chez 245 chiens et lapins et dans 200 autopsies de tuberculose de différents organes, à chaque période de son développement, le professeur Middendorp a démontré que dans la tuberculose humaine il ne se trouve pas constamment et régulièrement aucun bacille de Koch dans les tubercules eux-mêmes, ni dans les granulations grises ou jaunes, ni dans les conglomérats, ou dans les infiltrations. Les bacilles de Koch se montrent seulement dans les cavernes ouvertes qui communiquent par les bronches avec l'air extérieur, et n'ont absolument rien à faire avec la tuberculose au point de vue de la cause (1).

(1) *L'étiologie de la tuberculose suivant le professeur Koch et sa méthode curative.* Paris, Maloine, 1903.

La question de la tuberculose devant la Société Médicale des Praticiens à Paris. Paris, Maloine, 1905.

Le bacille de Koch n'est pas l'agent pathogène de la tuberculose. Paris, Maloine, 1906.

Le bacille de Koch est une bactérie innocente et pas l'agent pathogène de la tuberculose. Paris, Maloine, 1909.

c) On ne parvint pas encore à reproduire expérimentalement une maladie tant soit peu semblable à la lèpre au moyen de l'inoculation d'un animal avec des cultures du bacille de Hansen. Quant au procédé moins probant d'inoculations de fragments de lépromes, de sang, de pus ou d'autres produits lépreux, il n'a jamais réussi dans la série animale ni dans l'espèce humaine, formant une exception toujours étrange en pathologie expérimentale d'un microbe censé pathogène d'une maladie très spéciale et exclusive à l'homme et dont cependant les nombreuses inoculations que l'on a tentées sur l'homme même ont toutes invariablement et complètement échoué. On sait, relativement à la seule inoculation que l'on prétend avoir réussie chez le condamné Keanu, à Hawaï, que ce sujet avait la lèpre dans sa famille et qu'il était luimême déjà lépreux avant l'expérience.

Certaines expériences plus récentes d'inoculations aux animaux, par lesquelles on a affirmé avoir réussi à produire au moins des lèpres locales, bien que très intéressantes, sont pourtant loin d'être démonstratives.

La théorie affirmant l'étiologie bacillaire de la lèpre et le rôle pathogène du bacille de Hansen ne s'appuie que sur la seule constatation de la présence de ce microbe dans les lésions lépreuses. Toutefois, il n'est pas du tout démontré que nombre de microbes soient causes des maladies au cours desquelles ils sont rencontrés dans l'organisme.

Comme dans les lépromes, on a découvert dans les

épithéliomes et les carcinomes, des microorganismes divers, dont plusieurs ont été cultivés et inoculés à des sujets d'expériences sans qu'avec aucun on ait pu reproduire le cancer.

Néanmoins les partisans de l'origine microbienne du cancer, qui offre, avec les lépromes, les plus grandes analogies, conviennent de l'insuffisance de leurs preuves actuelles, et que la démonstration du parasitisme de cette affection reste à faire.

De même à l'égard du bacille de la pelade, le Dr Brocq a dit, dans une discussion qui eut lieu le 6 mars 1902, à la Société de Dermatologie et Syphiligraphie de Paris, sur la contagiosité de la même maladie, que « ce bacille existe, et en grand nombre, « dans la pelade, mais là n'est pas la question. Il « s'agit de savoir si, oui ou non, il est vraiment patho- « gène de cette affection et, s'il l'est, dans quelles « proportions et dans quelles circonstances il l'est ». De cette discussion et de l'enquête de la Commission organisée par la Société de Dermatologie de Paris pour se prononcer sur la contagiosité de la pelade, il est résulté comme conclusion adoptée par la Société, que cette affection, n'étant pas inoculable, ne saurait être considérée comme contagieuse, pas plus que le bacille ne serait vraiment son agent pathogène.

Il en est de même d'autres microbes, tel encore le bacille amaril, rencontré dans le sang et la rate des malades de typhus ictéroïde. On a affirmé, pendant quelque temps, qu'il était l'agent de la fièvre jaune ; on sait actuellement qu'il n'en est rien.

Pourquoi n'en serait-il ainsi du *bacillus lepræ*, découvert il y aura bientôt 40 ans, sans que l'on ait pu, durant un si long temps, apporter aucune preuve de son rôle étiologique, ni élucider par cette découverte aucun des points obscurs de la pathogénie de la lèpre et dont, pourtant, on peut mieux se rendre compte autrement que par la théorie d'une étiologie exclusivement bacillaire ?

Seule l'action des poisons nervins de la lèpre peut expliquer l'irrégularité et la confusion des troubles nerveux observés chez les lépreux.

Les mystères et anomalies apparentes de la lèpre, que la doctrine de son origine microbienne ne parvint jamais à dévoiler et à expliquer, disparaissent, avons-nous dit (*loc. cit.*), et leur interprétation exacte peut être donnée par la notion précise des propriétés physiologiques et pathologiques des poisons lépreux et sans qu'il soit besoin d'avoir recours à l'hypothèse de toxines microbiennes d'activité variable dont rien ne prouve la réalité.

L'infection bacillaire n'ayant pas lieu au début de la lèpre, ne peut être considérée comme cause efficiente de la maladie ; elle n'en constitue qu'un des phénomènes évolutifs survenant au cours de l'intoxication déterminée par les poisons lépreux que nous savons aptes à engendrer, à eux seuls, la plupart des désordres pathologiques propres à la lèpre.

Cet empoisonnement préexiste depuis plus ou moins longtemps à l'entrée en scène du *bacillus lepræ*, et, après l'affaiblissement qu'il produit dans l'organisme,

il en favorise l'envahissement par ce microbe ayant
jusqu'alors vraisemblablement vécu en parasite pai-
sible dans les cavités bucco-nasales ou dans le tube
intestinal.

Se basant sur la précocité des lésions de la pitui-
taire chez les lépreux, certains auteurs ont affirmé
l'origine nasale de l'infection lépreuse. Mais ces accidents pituitaires précoces n'ont pas la signification
qu'on leur a attribuée, car, comme nous l'avons montré, ces rhinites et ces épistaxis si fréquentes au début
de la lèpre figurent aussi parmi les principaux symptômes des empoisonnements, non bacillaires, occasionnés par les Amanites, lesquelles agissent sans doute
par les mêmes poisons alcaloïdiques qui constituent
les agents toxiques de la lèpre.

Les bacilles de Hansen végéteraient en parasites
non pathogènes dans les sécrétions morbides de la pi-
tuitaire, jusqu'au moment où ils pénètrent dans l'organisme, à l'occasion de circonstances telles que les
accès fébriles de la lèpre, agissant par la température
qu'ils créent dans un terrain déjà préparé à la récep-
tion du microbe.

« Malgré les recherches qu'on a multipliées dans
« toutes les directions pour déceler le bacille de Han-
« sen en dehors du corps des lépreux, on n'a jamais
« réussi à le retrouver, ni dans l'air, ni dans les eaux,
« ni dans la terre des cimetières des lépreux, ni dans
« leur voisinage immédiat. »

De toutes ces recherches demeurées infructueuses,
n'y aurait-il pas lieu de conclure que, l'habitat du

bacille de Hansen ne se trouvant pas dans les milieux extérieurs avoisinant les lépreux, doit résider dans leur économie même, sur les surfaces ou dans les replis des muqueuses bucco-nasales ou intestinales ? Là il ne représenterait vraisemblablement qu'un acido-résistant saprophyte, s'exaltant parfois sous l'influence des conditions mentionnées plus haut ; alors il ne se contenterait plus de vivre à la surface de la muqueuse, il l'envahirait et pénétrerait dans l'intérieur même de l'organisme.

A ses nouvelles conditions d'existence dans le milieu humoral de l'organisme lépreux correspondrait un changement de forme accompagné d'une modification de propriétés évoluant vers celles présentées par le véritable bacille de Hansen. Il n'est pas question, actuellement, de polymorphisme microbien, mais d'instabilité de l'espèce sur laquelle il paraît que l'accord ne sera pas long à se faire également.

Les bacilles rencontrés dans les lésions lépreuses ne sauraient être spécifiquement pathogènes d'un état pathologique dont ils ne sont que la conséquence. S'il y a des spécifiques, ce sont plutôt les toxines alcaloïdiques circulant dans les plasmas des lépreux, avec lesquelles ces bacilles n'ont pas de relation de causalité, et dont les effets physiologiques et pathologiques constatés dans les expériences sur les animaux et dans les empoisonnements accidentels chez l'homme reproduisent de façon frappante le tableau clinique de la lèpre.

L'organisme lépreux représente le terrain propice sur lequel, grâce à sa décadence vitale, les bacilles s'érigent souvent en collaborateurs des agents toxiques de la lèpre dans l'œuvre d'édification des lépromes.

Si la thérapeutique parvient, par des moyens hygiéniques, climatériques ou médicamenteux, à reconstituer le terrain organique délabré et à en enrayer l'intoxication causée par les poisons lépreux, les bacilles peuvent disparaître des tissus et des organes, et revenir à leur vie parasitaire dans les cavités muqueuses, sans y être grièvement nocifs, en permettant d'obtenir souvent l'amélioration et la guérison des lépreux.

La possibilité démontrée plus loin d'obtenir ces résultats cliniques de guérison ou d'amélioration durable de la lèpre au moyen de traitements basés sur des agents antitoxiques vis-à-vis des poisons lépreux, tels que la méthode sérothérapique de Carrasquilla, corrobore, en la précisant davantage, la conception étiologique que nous avons exposée ailleurs et continué à développer dans cette étude, et confirme une fois de plus, à propos de la lèpre, avec la plus grande évidence, la vérité de ces deux vieilles formules : que le traitement met en évidence la nature des maladies, et que la nature des maladies indique le traitement.

Selon notre expérience personnelle, d'accord avec celles d'autres observateurs, la méthode sérothérapique de Carrasquilla est un traitement antilépreux vraiment efficace, susceptible d'avoir encore une extension des plus fécondes, et il faut revenir de l'ostracisme auquel l'ont vouée les critiques que, bien à tort, on lui a portées à la Conférence de Berlin.

Ayant repris mes recherches et mes expériences, commencées avec la méthode de sérothérapie de Carrasquilla, et interrompues pour les raisons données plus haut, je parvins à trouver un procédé aussi efficace de traitement dont les principes curateurs, ainsi que je l'ai reconnu depuis en découvrant les poisons lépreux, sont les mêmes que ceux du sérum immunisant de Carrasquilla.

Notre procédé antitoxique de léprothérapie est en effet équivalent, et, au fond, identique à la méthode sérothérapique du Dr Carrasquilla, tout en étant d'exécution plus simple, et exempte des incommodités et des frais entraînés par la préparation de grands animaux nécessitant une installation spéciale. C'est là le seul avantage qui nous ait amené à l'adopter dans notre pratique courante.

Nous avons traité par ce procédé de nombreux lépreux avec des résultats positifs des plus remarquables, que nous allons résumer en un certain nombre d'observations cliniques. Pour éviter les redites, nous commencerons par un aperçu général des effets thérapeutiques observés dans l'ensemble des cas traités et de ceux qui ne se sont produits que dans certains cas seulement ; nous indiquerons les formes cliniques de lèpre qui sont plus susceptibles d'amélioration et de guérison définitives, et, d'autre part, celles qui ne sont que peu ou point influencées par le traitement.

Après l'institution du traitement, il ne se présente généralement pas de nouvelles et persistantes manifestations de l'évolution du processus lépreux. La diminution de la lassitude, le relèvement des forces et de l'état moral figurent parmi ses premiers effets. Des malades qui ne quittaient presque jamais leur lit, peuvent se promener et vaquer à leurs occupations.

En même temps, la coloration rouge des téguments, le teint bronzé ou foncé de la face et des autres parties du corps commencent aussitôt à s'atténuer, et la peau s'éclaircit de plus en plus en se décongestionnant.

Les sensations de fourmillements et de piqûres dans les extrémités, les douleurs rhumatoïdes et lancinantes, qui troublaient le sommeil des malades, diminuent, leur permettant le repos physique. Certaines hyperesthésies sont pourtant plus longues à s'améliorer ; les sensations de brûlure cutanée et de bouillonnement du sang sont particulièrement opiniâtres.

Le sang obtenu par ponction ou ventouses scarifiées perd de sa coloration noire ou foncée, et de sa consistance épaisse et poisseuse ; si le malade n'est pas cachectique et si les viscères ne sont pas atteints, le sang peut reprendre sa fluidité et sa teinte rouge clair normales.

Les sourcils et le système pileux en général ont pu renaître, dans les parties de la peau où les follicules pileux n'ont pas encore été détruits par la longue durée de la maladie.

Les taches et macules lépreuses pâlissent peu à peu et s'effacent complètement dans la majorité des cas de lèpre nerveuse, et dans beaucoup de cas de forme mixte. Il ne se montre plus de nouvelles macules et s'il en survient quelquefois, par suite d'infractions aux prescriptions diététiques, elles sont alors passagères et peu étendues.

Nous avons vu les petits nodules lépreux se résorber et disparaître plus ou moins complètement dans la forme mixte de la lèpre, notamment dans les cas à prédominance maculo-anesthésique. Mais, pour les tubérosités rouges volumineuses, nous n'avons généralement observé qu'un certain degré d'affaissement, malgré une rétrocession ou un arrêt durable dans l'évolution des autres manifestations morbides. Nous reviendrons plus loin sur ce point.

Les troubles sensitifs se sont rapidement améliorés et ont complètement disparu dans les cas relativement récents. Aux stades plus avancés de la maladie, le retour de la sensibilité n'a été obtenu que dans certaines limites pour les régions primitivement anesthésiées, là où vraisemblablement l'anesthésie ressortissait à des troubles purement fonctionnels des nerfs sensitifs. La persistance de l'anesthésie, observée généralement dans les parties affectées depuis plus longtemps, était sans doute liée à la dégénérescence et à l'atrophie complètes des éléments nerveux. Ces lésions anatomiques étant irréparables, l'anesthésie qu'elles déterminent ne saurait disparaître sous l'influence d'aucun traitement, si radical soit-il.

Il y a donc lieu d'être étonné que l'on ait affirmé, comme on le fit encore au Congrès de la lèpre de Bergen, en 1909, sans soulever de protestations, que la lèpre ne peut pas être considérée comme guérie tant que l'anesthésie n'a pas entièrement disparu dans toutes les parties affectées. Autant vaudrait dire que la guérison de la tuberculose pulmonaire n'est pas définitive tant que, dans des cavernes cicatrisées, n'est pas rétablie l'hématose qui se faisait sur les surfaces épithéliales des alvéoles saines, ou qu'un ulcère cicatrisé ne peut être considéré comme guéri que si la cicatrice est réintégrée dans les fonctions secrétoires des appareils glandulaires intéressés et détruits par l'ulcération.

La guérison de la lèpre, comme d'autres maladies chroniques, doit être tenue pour établie cliniquement et scientifiquement dès que, durant un espace de temps suffisant, de nouvelles manifestations de l'évolution morbide ne se sont pas présentées, et que le traitement a eu raison de tous les symptômes et lésions ne dépendant pas d'altérations matérielles irréparables.

De même que les anciennes localisations anesthésiques, les difformités des extrémités, rencontrées chez les lépreux et résultant de dégâts irrémédiables (atrophies musculaires, rétractions fibro-tendineuses, destructions osseuses), ne sauraient disparaître, ni être modifiées par aucun agent thérapeutique. Nous avons toutefois obtenu un certain degré d'augmentation de la force musculaire, l'amélioratoin du fonctionnement des organes déformés, des mouvements de préhension des objets, et de la marche.

Nous n'avons pas eu l'occasion de pratiquer des examens bactériologiques chez les lépreux : non pas que nous puissions méconnaître l'importance majeure de la diagnose bactériologique ; mais nous estimons que dans la lèpre, l'élément bactérien est loin de former la clef de voûte du diagnostic, et de fournir un critérium certain pour juger de la régression du processus lépreux sous l'influence du traitement.

En outre, il est malaisé, comme l'ont remarqué des bactériologistes compétents (J. Courmont, Lévy, Czaplewski), de distinguer avec certitude le bacille de Hansen d'avec les bacilles acido-résistants, au moyen de simples préparations microscopiques, voire même de procédés méthodiques de diagnose bactériologique et expérimentale, que d'ordinaire on ne met pas rigoureusement en pratique lorsqu'il s'agit de constater l'existence et la quantité des bacilles en vue de dresser des observations cliniques.

De même que beaucoup de léprologues et dermatologistes des plus expérimentés, qui, dans leur pratique courante, diagnostiquent d'habitude la lèpre d'après les symptômes cliniques sans rechercher le bacille, nous avons aussi établi le diagnostic chez nos lépreux sur l'examen des signes cliniques uniquement. Néanmoins, nous inscrirons à la fin de la plupart des observations cliniques ci-après, les noms de cliniciens et de spécialistes éminents de Rio et autres villes brésiliennes, qui avaient examiné les sujets étudiés dans ces observations et porté eux aussi le diagnostic formel de lèpre.

OBSERVATION I

M. G..., âgée de 25 ans, atteinte de lèpre mixte (nodulaire et maculo-anesthésique) depuis 10 ans.

Etat au début du traitement (le 8 décembre 1907) : Teinte bronzée de la face, régions sourciliaires dégarnies, affaissement et déformation du nez en lorgnette, diminution de la vue et synéchies circulaires de l'œil droit ayant depuis exigé l'iridectomie. Nombreux nodules bruns, gros comme un pois ou un grain de maïs, disséminés sur tout le corps, notamment sur la face et sur les membres supérieurs et inférieurs.

Mains et pieds tuméfiés par œdème dur, immobilité des doigts, ulcères sur la face dorsale des mains et des doigts, le petit doigt de la main gauche mutilé par nécrose des deux dernières phalanges, le petit doigt et l'annulaire de la main droite déformés en flexion forcée.

De chaque côté du thorax, sur les régions mammaires, large tache lépreuse jaune foncé presque aussi grande que le sein. Sur le ventre, des deux côtés de la ligne médiane, quelques taches moins larges de même aspect. A la face antérieure des avant-bras, deux larges taches sur le tiers moyen et d'autres taches moins grandes sur les parties supérieure et inférieure de l'avant-bras et sur le côté antéro-externe des bras. Les membres inférieurs étaient couverts de larges taches rouges un peu livides ; sur les deux fesses, énormes taches empiétant sur la partie postérieure des cuisses.

Anesthésie tactile et à la douleur au niveau de tous les nodules et de toutes les macules, et même en quelques points où il n'existait pas de lésions éruptives, sur les fesses, les cuisses et les mollets.

Température ordinaire axillaire : 34°, pouls très petit et très faible. De temps en temps accès de fièvre accompagnés d'inflammation au niveau des tubercules, et suivis parfois, quelques semaines après, de l'apparition de nouveaux nodules.

Etat actuel : tous les lépromes ont complètement disparu, excepté 3 ou 4 très petits sur le menton et en voie de résorption.

Les taches ont également disparu partout et il n'y a que les avant-bras et les mains où la peau conserve une teinte brunâtre.

La sensibilité est rétablie sur la plupart des parties primitivement anesthésiées. Persistance de l'anesthésie sur les fesses, les mains et les pieds. Persistance des difformités des mains et des doigts dont les ulcères sont fermés.

La tuméfaction œdémateuse des pieds, dissipée entièrement le matin et l'après-midi, réapparaît un peu le soir.

Température axillaire : 36°, pouls plus plein et plus résistant. Les viscères paraissent normaux, et l'état de la santé générale est assez satisfaisant.

(Dʳˢ BUENO DE MIRANDA et J. GABIZO.)

OBSERVATION II

A. S., 44 ans, atteint de lèpre à forme tubéreuse et anesthésique depuis 5 ans.

Etat au commencement du traitement en février 1903 : les manifestations éruptives ont été précédées d'un état de langueur et d'abattement physique, de fatigue rapide durant la marche, et de grande tendance au sommeil. Quelque temps après, survinrent de l'enchifrènement, des épistaxis, et des accès de fièvre durant deux ou trois jours. Au cours de la maladie, la fièvre s'est encore montrée irrégulièrement à de longs intervalles, sans être immédiatement précédée dc manifestations éruptives, lesquelles survenaient généralement plusieurs semaines après la fièvre.

A la figure, de coloration rougeâtre, il existait deux grandes taches d'un rouge foncé sur le front et la joue gauche, et quelques tubérosités rouge violacé avec des nodosités hypodermiques aux joues et aux régions malaires et sourcilières.

Sur les bras et avant-bras, en particulier à la partie postérieure, des tubercules lenticulaires durs, bruns, et des taches rouge foncé de 2 à 4 centimètres de diamètre.

Il existait des lésions analogues sur les membres inférieurs, en particulier à la face antérieure et externe, et une large tache, plus foncée au centre qu'à la périphérie, à la partie interne et inférieure de la cuisse gauche. Deux ou trois ulcères à la partie antérieure des jambes et à l'extrémité de quelques orteils. Ongles des orteils rugueux, épais et cassants.

Les tubercules étaient peu anesthésiques ; beaucoup conservaient leur sensibilité intacte. L'anesthésie était surtout marquée au niveau des taches, sur la face dorsale des mains, sur les faces postérieure et externe des bras et des avant-bras, sur le pied et la partie externe des jambes, depuis les malléoles jusqu'au dessous des genoux.

Température ordinaire axillaire : 34°6, pouls très petit et très faible. Rate augmentée de volume.

Etat actuel se maintenant depuis six ans : tous les tubercules ont complètement disparu, par résorption ; toutes les macules lépreuses ont également disparu. Les ulcères des jambes se sont rapidement fermées, laissant, autour de cicatrices d'un blanc nacré, une zône brune consécutive à des poussées d'érysipèle.

Le retour de la sensibilité s'est effectué sur la plupart des endroits qui avaient été le siège des macules anesthésiques et dans la plus grande étendue des autres parties affectées. Aux mains et aux pieds, anesthésie persistante au tact et à la douleur, avec rétablissement de la sensibilité thermique, surtout marqué aux faces palmaires et plantaires.

Température axillaire 36°, pouls plus ample et plus fort. Matité normale de la rate. Bon état général.

(Dr VIEIRA DE LEMOS.)

OBSERVATION III

E. V., 39 ans, atteint depuis 5 ans de lèpre maculo-anesthésique. Un frère et une sœur lépreux ; père mort lépreux.

Etat au début du traitement, le 15 avril 1910 : grande débilité générale et asthénie très marquée. Taches anesthésiques jaune foncé, de dimensions diverses sur les deux côtés du ventre et sur les bras et avant-bras, accompagnées de desquamation pityriasique.

Epaississement des nerfs cubitaux et diminution des réflexes tendineux rotuliens.

Anesthésie sur la partie postérieure de la jambe droite depuis le talon jusqu'au-dessus du mollet. Hyperesthésie de la peau voisine de la partie anesthésiée ; la plus légère percussion y provoquait une sensation semblable à celle produite par des secousses électriques.

Etat actuel : Les taches lépreuses ont complètement disparu ainsi que l'anesthésie qui s'y superposait. La sensibilité est également rétablie sur la jambe anesthésiée. Petite plaque anesthésique persistant sur la partie postérieure du talon du même côté.

Le frère de ce malade, atteint depuis 12 ans de lèpre maculo-anesthésique, et d'une prostration extrême, qui l'obligeait à garder le lit, peut actuellement se promener et vaquer à ses occupations. La disparition complète des nombreuses taches lépreuses qui couvraient toutes les parties de la face, du tronc et des membres supérieurs et inférieurs, est accompagnée d'une diminution appréciable de l'anesthésie des mêmes régions.

Chez sa sœur, atteinte de lèpre nerveuse remontant à plus de 18 ans et profondément anémique, les résultats du traitement, quoique positifs, sont moins accentués et l'amélioration se fait très lentement.

(Dr GONÇALVES LIMA.)

OBSERVATION IV

J. C., 48 ans, atteint depuis deux ans de lèpre atténuée à forme tubéro-anesthésique. Un frère lépreux, grand-père mort lépreux. Pas d'antécédents personnels ni héréditaires de syphilis.

Etat avant le traitement en juin 1905 : Une sensation de doigt mort dans le petit orteil gauche, et l'anesthésie des parties voisines, auraient été les premières manifestations de sa maladie. Quelque temps après survint de la rhinite avec jetage abondant et anosmie. A la même époque apparut, à la suite d'une bulle de pemphigus, sur la face dorsale de la main droite, une ulcération à fond rouge violacé sur lequel la sensibilité à la douleur était conservée, les bords de l'ulcère étant anesthésiques. Sur la partie supérieure du poignet du même côté, un léprome rouge foncé, gros comme une noisette, légèrement hypoesthésique. Epaississement indolent du nerf cubital droit.

Un traitement mercuriel avait été pratiqué pendant trois mois sans avoir produit aucune amélioration.

Etat actuel se maintenant depuis cinq ans : Par effet du traitement spécifique antilépreux, confirmant le diagnostic porté sur ce malade, l'ulcère se ferma, le léprome se résorba, la rhinite guérit, la sensation de doigt mort et l'anesthésie des parties voisines du petit orteil gauche disparurent. Persistance de l'anosmie.

OBSERVATION V

F. O., 32 ans, atteint depuis cinq ans de lèpre maculeuse et anesthésique.

Etat au commencement du traitement en juin 1906 : rougeur des pavillons des oreilles, plus prononcée du côté gauche. Nombreuses taches rouges variant de 1 à 3 centimètres de diamètre sur les membres supérieurs et inférieurs, en particulier du côté gauche. Taches de plus grandes dimensions et plus foncées à bords légèrement surélevés, aux fesses, à la face antérieure des cuisses et aux mollets, toujours plus accusées du côté gauche.

Au niveau de toutes les taches l'anesthésie était plus ou moins complète, mais en dehors des taches il y avait partout de l'hyperesthésie, et les moindres chocs sur ces parties provoquaient des douleurs assez vives.

Les nerfs cubitaux étaient hypertrophiés et douloureux à la pression. Au début de la maladie, ils avaient été atteints de névrite aiguë consécutivement à un grand trouble digestif.

L'atrophie des éminences thénar et hypothénar et des muscles interosseux s'accompagnait d'une diminution des mouvements de latérabilité des quatre derniers doigts. Les mouvements de flexion et extension étaient facilement exécutés.

Etat après un an de traitement : Toutes les taches lépreuses ont complètement disparu, de même que l'hyperesthésie cutanée dans toutes les régions affectées.

La sensibilité s'est rétablie au niveau d'une partie des macules primitivement anesthésiques. Plaques anesthésiques persistantes aux avant-bras et aux mollets.

Par suite de l'usage trop continu d'aliments excitants, le malade a vu depuis des taches roses réapparaître à la partie inférieure des jambes et de l'engorgement douloureux des nerfs cubitaux. Ces symptômes disparurent rapidement par la reprise du traitement.

Les mouvements d'abduction et d'adduction des doigts se sont beaucoup améliorés ; des travaux exigeant une grande précision des mouvements de ces organes sont facilement exécutés par le malade.

(D^{rs} professeur Rocha Faria et ex-sénateur Lopes Trovao.)

OBSERVATION VI

C. O., 9 ans, atteint de lèpre maculo-anesthésique récente. Un frère et une sœur lépreux.

Etat au début du traitement en octobre 1906 : A la face antérieure du thorax des deux côtés et à la partie inférieure, il y avait de larges macules roses hyperesthésiques aux moindres attouchements, ou bien il existait de l'hypoesthésie au centre de quelques taches et de l'hyperesthésie à la partie périphérique. Taches et troubles sensitifs analogues aux membres supérieurs et inférieurs.

Etat du malade en novembre 1907, s'étant maintenu jusqu'à fin 1909, époque depuis laquelle nous ne l'avons pas revu : Toutes les taches sont disparues. Sensibilité normale au niveau des taches primitives. L'enfant est rentré en pension.

Chez son frère, atteint de lèpre maculo-anesthésique plus avancée, après la disparition de toutes les manifestations morbides, persistèrent longtemps deux plaques grandes comme une pièce de 2 francs, ressemblant à des plaques d'eczéma lichénoïde, sans trouble de la sensibilité à leur niveau, une sur la joue gauche et l'autre à la partie antérieure du thorax.

Chez sa sœur, également lépreuse, après une période d'amélioration, apparurent des placards rouges sur la figure, et on ne nous l'a plus ramenée depuis.

(Dr NOGUEIRA LISBOA.)

OBSERVATION VII

G. C., 28 ans, malade depuis douze ans de lèpre tubéreuse et anesthésique.

Etat avant le traitement, en janvier 1907 : Figure parsemée de petits lépromes bruns et fermes. Régions sourcilières dénudées et déformées par des lépromes diffus se propageant au front et à toute la partie inférieure de la face.

De nombreux tubercules disséminés sur les membres supérieurs et inférieurs. Des placards d'infiltration tuberculeuse sur les côtés postério-externes des bras et avant-bras, sur les coudes, les fesses, et la région antéro-externe des cuisses.

Flexion forcée des doigts. Sensibilité abolie ou diminuée au niveau des lépromes. Anesthésie des extrémités remontant jusqu'aux coudes et aux genoux.

Etat actuel : Résorption complète des lépromes diffus, atrophie et disparition de tous les tubercules. Persistance de la difformité des doigts. Retour partiel de la sensibilité. Anesthésie persistante sur les mains, les avant-bras, les pieds et la partie inférieure des jambes.

Amélioration de la santé générale. Etat anémique. Les organes internes paraissent sains.

(Dr BAPTISTA DE CARVALHO, Pernambuco.)

OBSERVATION VIII

F. F., 14 ans, atteinte de lèpre tubéreuse depuis 4 ans.

Etat au commencement du traitement en septembre 1908 : Sur la figure larges macules érythémateuses décolorées au centre. Sur le tronc et les membres, taches de dimensions diverses et d'une pigmentation foncée, et nombreux lépromes dont les plus petits, de consistance ferme et de couleur plus ou moins brune, étaient gros environ comme des pois. Les plus volumineux étaient aplatis et avaient, dans le dos, sur les cuisses et les genoux, de 4 à 7 centimètres de diamètre, une consistance mollasse, une couleur brun violacé, et des contours nets.

A la partie inférieure et externe de la jambe droite, un ulcère à bords taillés à pic, et à fond rouge violacé.

La sensibilité était obtuse sur un certain nombre de ces lépromes, assez conservée sur les autres et intacte partout ailleurs.

Etat en décembre 1909, lorsque le traitement fut suspendu : Ni les lépromes, ni les autres lésions tégumentaires ne furent sensiblement influencés par le traitement spécifique, pas plus que par le traitement de Unna et par d'autres médications employées antérieurement par un spécialiste distingué.

L'état de santé générale était bon.

(Dr MENDES TAVARES.)

OBSERVATION IX

O. C., 46 ans, atteint de lèpre nerveuse atténuée depuis environ deux ans.

Etat au commencement du traitement, en juin 1909 : Débilité générale et apathie. La peau de la figure, qui était blanche auparavant, avait une teinte brunâtre. Paralysie faciale légère ; bouche un peu tirée vers l'oreille droite, quelque difficulté d'articulation de la parole.

Sur la nuque, à la racine de la chevelure, tache peladique ayant 2 centimètres 1/2 de diamètre. A 2 centimètres plus bas, une autre tache blanche plus grande, bordée d'une zone hyperchromique jaune foncé. Au niveau de ces taches, anesthésie thermique et à la piqûre plus marquée sur la seconde tache.

Considéré comme syphilitique, ce malade avait été longtemps traité sans succès par le mercure, l'iodure de potassium, l'arsenic, etc.

Etat actuel : La tache achromique à bords hyperchromiques a complètement disparu. Les cheveux ont repoussé sur la tache peladique. Sur l'une et l'autre, la sensibilité s'est entièrement rétablie.

L'asymétrie de la face et la difficulté de l'articulation ont également disparu ; la paralysie faciale est guérie.

La santé générale et l'état des forces se sont considérablement améliorés.

OBSERVATION X

A. L., 49 ans, atteint de lèpre mixte (tubéro-anesthésique) depuis 6 ans.

Etat au commencement du traitement en 1900 : La maladie s'annonça par des frissons et de la fièvre durant deux ou trois jours, quelquefois une semaine ou deux, revenant à intervalles inégalement espacés, de quelques semaines à plusieurs mois. Etat de dépression physique et morale, et tendance irrésistible au sommeil. De la fatigue et des sueurs profuses survenaient rapidement en marchant ou par le moindre travail.

Des accès de fièvre moins fréquents survinrent encore dans les périodes d'invasion et d'état, sans avoir été immédiatement et régulièrement précédés d'accidents tégumentaires se produisant par poussées éruptives.

L'apparition et le développement des lépromes succédaient plutôt aux accès fébriles, en les suivant souvent de plus ou moins près, comme si les ascensions thermiques, conformément à notre manière de voir confirmée par la clinique, au lieu d'être une conséquence, n'eussent agi en réalité que comme des conditions provocatrices des incursions bacillaires dans l'organisme lépreux et du développement ultérieur de l'éruption lépromateuse.

Après la période fébrile initiale apparurent successivement sur le thorax, de chaque côté, trois ou quatre taches érythémateuses rouge clair; sur le ventre, du côté gauche, deux macules plus grandes. Sur les deux mollets, larges taches rouges d'environ 4 centimètres de diamètre, plus foncées et anesthésiques au centre, hyperesthésiques à la partie périphérique.

Sur les régions malaires et à la partie antérieure du tragus et de l'hélix, des tubérosités roses, et des nodosités sous-cutanées aux joues et sous le menton.

A la partie externe et postérieure des bras et avant-bras et au-dessus des poignets, ainsi qu'au niveau de la région antéro-externe des cuisses et des genoux, il s'étalait des semis de petits lépromes nodulaires rouge brun.

A la partie antérieure des jambes, cicatrices consécutives à des bulles de pemphigus, entourées d'une aréole sépia. Nerfs cubitaux épaissis et sensibles à la palpation. Réflexes rotuliens diminués.

Anesthésie des mains et des pieds, se montrant encore par plaques en d'autres points des extrémités supérieures et inférieures, surtout au niveau des macules.

Atrophie des muscles de l'éminence hypothénar et des interosseux de la main gauche et abolition des mouvements de latéralité des quatre derniers doigts.

Température axillaire ordinaire : 35°. Pouls très petit et très faible.

Etat actuel se maintenant depuis 8 ans : Les taches lépreuses sont entièrement effacées. Les nodosités hypodermiques et tous les lépromes dermiques se sont résorbés et ont complètement disparu, beaucoup ayant laissé à leur suite de petites cicatrices flétries ou légèrement déprimées.

Les mouvements d'abduction et d'adduction des doigts se sont considérablement améliorés.

La sensibilité s'est rétablie dans quelques parties précédemment anesthésiées. Anesthésie persistante à la face dorsale des mains et des pieds, et par plaques aux avant-bras et aux jambes.

Le pouls est plus ample et plus fort. Température axillaire 36°. Santé générale assez bonne.

(Professeur Dr LUIZ DE FARIA.)

OBSERVATION XI

R. P., 27 ans, atteint de lèpre maculo-anesthésique depuis 7 ans.

Etat au commencement du traitement, en novembre 1906 : Plusieurs taches érythémateuses sur les côtés de la face. Deux larges macules au front. A la face antérieure du thorax cinq grandes macules à droite, trois ou quatre à gauche. Deux larges taches dans le dos. Au niveau de ces taches, hypo-esthésie.

Aux fesses et à la face antérieure et interne des cuisses, grandes taches rouge foncé. Des taches pareilles sur la face postérieure et externe des jambes.

Au niveau de ces léprides, notable diminution de la sensibilité, anesthésie absolue sur beaucoup d'entre elles.

Des lésions analogues sur les membres supérieurs. Nerfs cubitaux augmentés de volume. Atrophie des muscles interosseux et des éminences thénar et hypothénar, et anesthésie des deux mains.

Etat après le traitement, jusqu'à janvier 1910, où nous avons eu les dernières nouvelles du malade : Toutes les taches lépreuses ont complètement disparu. Disparition de l'anesthésie au niveau des parties du thorax et de quelques endroits des membres qui avaient été le siège de macules plus ou moins anesthésiques.

Anesthésie persistante au niveau des mains et de quelques régions précédemment occupées par des macules totalement anesthésiques.

(Dr ANNIBAL DE ANDRADE, Maranhâo.)

OBSERVATION XII

S. B., 46 ans, malade de lèpre tubéreuse remontant à plus de 10 ans.

Etat avant le traitement, en octobre 1908 : Face atteinte d'un léontiasis lépreux très accentué. Le front, les joues, le menton étaient couverts de tubercules surélevés ou enchassés profondément dans le derme et le tissu cellulaire. Sourcils tombés ; pavillons des oreilles infiltrés et grossis, lobules allongés. Nez et menton élargis et mamelonnés. Lèvres épaissies par l'infiltration lépromateuse ; le gonflement plus fort de la lèvre inférieure pendante donnait lieu à un écoulement continu de la salive.

Du côté de la surface muqueuse des lèvres et des joues, sur l'isthme du gosier et la paroi postérieure du pharynx, il existait des nodules plats, blafards, exulcérés. Ulcération et perforation de la voûte du palais. La voix était très enrouée, parfois éteinte.

Des lépromes nodulaires et des placards d'infiltration tuberculeuse disséminés sur les membres supérieurs et inférieurs.

Le tronc et les extrémités étaient couverts de macules brun livide. Au niveau de ces taches et des lépromes, la sensibilité était conservée, exception faite de ceux des membres supérieurs où l'anesthésie était générale.

Mains et pieds gonflés par œdème dur. Aux pieds et aux jambes, plusieurs ulcères, dont un de 4 centimètres de diamètre à la plante du pied gauche.

Température ordinaire axillaire 33°, pouls très petit et extrêmement faible.

Etat actuel : Amélioration très considérable de l'aspect

léonin de la face, dont les lépromes et infiltrations tuberculeuses sont presque entièrement résorbés et réduits à quelques
nodules sur les joues. On constate des modifications analogues des lésions lépreuses qui étaient localisées sur les muqueuses buccale et pharyngienne. Enrouement persistant.
Presque toutes les lésions lépreuses des membres supérieurs et
inférieurs ont disparu. Amélioration considérable de la sensibilité aux avant-bras avec persistance de quelques ulcères
aux pieds, très réduits et en voie de cicatrisation complète.

Température axillaire 36°, pouls plus fort.

(Dr EMILIO GOMES.)

OBSERVATION XIII

C. L., 27 ans, atteint de lèpre nerveuse depuis 5 ans.

Etat au début du traitement, le 27 juin 1909 : Larges taches
rouges au front et sur le côté gauche de la face ; quelques
taches moins grandes sur le thorax et dans le dos. Grandes
macules rouges au niveau de la face antérieure et postérieure des avant-bras et antérieure des jambes. A la face *pal-
maire* des deux mains, grande tache rouge violacé présentant
des points clairs. A la face dorsale des deux pieds, large
tache rouge foncé avec desquamation à grandes lamelles.

Anesthésie au niveau des macules des extrémités et de
la peau ambiante, remontant jusqu'au dessus des coudes et
des genoux.

Atrophie très prononcée de la jambe gauche intéressant les
extenseurs des orteils et notamment les fléchisseurs du pied.
La pointe du pied tombe en adduction lorsqu'il est soulevé
et le malade steppe en marchant.

Epaississement des nerfs cubitaux avec atrophie théna-rienne et hypothénarienne peu prononcée.

Etat après un an de traitement, en juin 1910 : Toutes les taches lépreuses ont entièrement disparu. Le malade a vu les poils reparaître sur quelques parties des membres où ils étaient tombés.

La sensibilité s'est partiellement rétablie. L'anesthésie, notablement diminuée du côté de l'extension, persiste encore sur la face dorsale des pieds, remontant en ruban sur la partie externe des jambes et la face postéro-externe des avant-bras.

Atrophie persistante des fléchisseurs du pied gauche ; légère amélioration du steppage.

Un teint pâle a remplacé la coloration rouge brun de la figure.

Etat satisfaisant de la santé générale.

(Sénateur Dr JOAQUIM MURTINHO.)

OBSERVATION XIV

J. X., atteint depuis 4 ans de lèpre tuberculeuse.

Etat avant le traitement, en avril 1908 : état anémique, débilité générale. Facies pâle, flaccidité de la peau. Paupières et régions sus-orbitaires dépourvues de cils. Sur le front, au niveau de la racine du nez, léprome gros comme un œuf de pigeon, à contours nets, de consistance fibreuse, sans altération de couleur de la peau. A la région malaire droite et à la jambe gauche, deux lépromes présentant les mêmes caractères, quoique un peu moins volumineux. Quelques tubercules plus petits sur les deux joues et les membres supérieurs et inférieurs.

Deux lépromes volumineux à la partie postérieure et externe du coude droit et à la partie supérieure du poignet. Au niveau de ces lépromes et des gros tubercules du front, anesthésie plus ou moins prononcée. Sur les autres, la sensibilité était conservée ou à peine diminuée.

A la partie antérieure des deux jambes, trois ulcères et des placards érythémateux rouge violacé. Quelques placards érythémateux à la partie postérieure des jambes et des avant-bras.

Etat en novembre 1908 : Les lépromes ne parurent pas réagir au traitement, continué pendant plusieurs mois, et ne présentèrent pas de modifications appréciables dans leur volume ni dans leur consistance. Cependant, les ulcères se fermèrent et les placards maculo-érythémateux disparurent presque entièrement. Ce malade fut perdu de vue.

(D^r SA PINTO.)

OBSERVATION XV

J. M., 38 ans, atteint de lèpre maculo-anesthésique depuis cinq ans.

Etat, en novembre 1906 : Apathie et abattement général, le malade reste souvent au lit. Face rouge brun, large tache rouge livide sur le côté gauche de la figure. Trois grandes taches rouges plus foncées au centre qu'à leur périphérie, aux fesses et à la face antérieure et externe des cuisses. Des macules moins grandes à la face postérieure des deux jambes et des bras, et à la face antérieure des avant-bras.

Anesthésie totale au niveau des grandes macules dans leur zône centrale. Anesthésie moins prononcée dans leurs parties périphériques et sur toute la surface d'autres macules.

Nerfs cubitaux épaissis et sensibles à la pression au niveau des gouttières olécraniennes.

Etat en mai 1908 : Toutes les taches lépreuses ont complètement disparu. L'anesthésie a régressé ou disparu dans quelques-unes des régions affectées, et à la périphérie de celles primitivement occupées par de grandes macules ; anesthésie persistante à la zone centrale de ces mêmes régions.

(Dr Castro Goyanna — Agudos, S. Paulo.)

OBSERVATION XVI

J. R., 22 ans, atteint de lèpre tuberculeuse depuis sept ans.

Etat avant le traitement, en mai 1908 : Sur la figure, nombreuses tubérosités rouge violacé et épaississement de la peau par infiltration diffuse s'étendant des oreilles et des régions sus-orbitaires dépourvues de cils, jusqu'aux joues, au menton et à la partie antérieure et supérieure du cou.

Les membres supérieurs et inférieurs étaient couverts de lépromes nodulaires, en particulier aux avant-bras et aux jambes, où de petits nodules surélevés et confluents reposaient sur un épaississement érythémateux diffus, d'une couleur bronzée, présentant une desquamation pityriasique abondante.

La sensibilité était conservée au niveau de tous les lépromes. A peine sur un petit nombre d'entre eux, de même que sur une zone très restreinte, au niveau de la partie moyenne de la face antérieure de la jambe droite, il y avait une anesthésie peu prononcée. Partout ailleurs, la sensibilité était normale.

Quelques petits ulcères aux jambes et à l'extrémité de quelques orteils.

Etat en juillet 1910 : La peau de la figure et des membres a notablement pâli en perdant de sa teinte rouge bronzé. L'in-

filtration diffuse de la face et des extrémités, notamment l'é-
paississement érythémateux des jambes et des avant-bras, se
sont considérablement améliorés.

Les lépromes nodulaires ont été moins influencés et n'ont
présenté qu'un certain degré d'affaissement avec diminution
de consistance.

OBSERVATION XVII

L. P., 38 ans, atteint de lèpre mixte depuis quatre ans.

Etat en décembre 1906, au commencement du traitement :
Ce malade ne présentait qu'à la figure les lésions symptomatiques de la forme tuberculeuse de la lèpre, et, sur le reste
du corps, celles de la forme nerveuse.

Les régions sourcilières. partiellement dégarnies, étaient
épaissies par infiltration tuberculeuse. Les pavillons et les
lobules des oreilles infiltrés et augmentés de volume.

Au niveau des os malaires et des joues, quelques petits
lépromes en nappes surajoutés à l'infiltration diffuse générale
de la figure. Un petit nombre de tubercules lenticulaires fai-
saient uniquement saillie au-dessus de la peau à la face et aux
oreilles.

A la région antérieure du thorax et au bas-ventre, plusieurs
taches érythémateuses rouge foncé.

Les membres supérieurs et inférieurs étaient le siège d'un
grand nombre de taches érythémateuses et pigmentaires.

D'une façon générale. il y avait au niveau des macules pigmentaires, anesthésie au tact et à la piqûre, alors qu'au niveau des taches érythémateuses la sensibilité était peu altérée
ou intacte.

Anesthésie incomplète à la face dorsale des mains ; anesthésie plus prononcée aux pieds, remontant symétriquement

sur la face antérieure et externe des jambes, jusqu'à environ leur tiers moyen.

Etat en mai 1908 : A la figure, la peau et l'hypoderme étaient devenus souples, et d'un brun pâle, après la résorption des lépromes nodulaires et des infiltrations en nappe.

Les taches érythémateuses et les macules anesthésiques avaient entièrement disparu, ne laissant à leur suite que quelques plaques anesthésiques aux mollets et à la région antérieure des jambes. Sensibilité obtuse persistante à la face dorsale des pieds.

(Dr SILVA E SA.)

OBSERVATION XVIII

C. M., 26 ans, atteint depuis quatre ans de lèpre tuberculeuse.

Etat en mars 1907 : Figure couverte de lépromes nodulaires durs, bruns, de grosseur variant d'une lentille à un pois. Quelques-uns étaient volumineux ; un tubercule gros comme une noisette siégeait sur l'aile gauche du nez.

Tubercules disséminés également sur tout le reste du corps, en particulier sur les membres du côté de l'extension. Au niveau des poignets, un semis de petits nodules rouge violacé, très confluents, surtout à la face postérieure.

Un certain nombre de tubercules étaient hypoesthésiques. Au niveau de la plupart d'entre eux la sensibilité était conservée. A part cela, il n'y avait d'anesthésie que sur une petite surface, à la partie antérieure et inférieure de la jambe gauche.

Etat en mai 1909 : L'état subjectif et la santé générale s'étaient beaucoup améliorés. La figure avait notablement perdu de sa teinte bronzée ; mais l'éruption nodulaire ne s'était sensiblement pas modifiée.

Le malade partit peu de temps après pour l'Europe, où il a vu ses lépromes disparaître entièrement. Il y a succombé plus tard à la tuberculose pulmonaire.

OBSERVATION XIX

D. S., 40 ans, atteint de lèpre mixte depuis environ cinq ans.

Etat en février 1903, au commencement du traitement : Pavillons des oreilles épaissis et rouges, sourcils tombés à leur partie externe, tubérosités rouge foncé aux oreilles, au front et aux régions sous-orbitaires. Obstruction du nez, émission de croûtes et de sang, ulcération et perforation de la cloison.

La sudation était diminuée au niveau des membres ; au contraire, la figure et le tronc se couvraient de sueur au moindre effort.

Il y avait une éruption de petits tubercules bruns à la face postérieure des bras et avant-bras, et antérieure des cuisses.

Sur le thorax et les membres, taches lépreuses de dimensions diverses.

A la face interne des bras, grandes taches rouges, plus claires au centre, pigmentées à la périphérie. Aux fesses et à la face postérieure des jambes, très larges taches plus foncées à la périphérie.

Au niveau de la plupart des taches, l'anesthésie était plus ou moins complète. Au niveau du thorax et sur quelques taches des membres, sensibilité peu ou pas atteinte.

Aux extrémités supérieures et inférieures, l'anesthésie était très prononcée, depuis les mains et les pieds jusqu'à environ la partie moyenne des avant-bras et partie supérieure des jambes, où elle diminuait pour se perdre graduellement dans la peau saine sus-jacente.

Les nerfs cubitaux étaient hypertrophiés et douloureux à la pression ; les réflexes rotuliens diminuaient ; rate augmentée de volume à la suite de fièvres paludéennes anciennes.

Plusieurs ulcères aux deux jambes et aux orteils, et mal perforant à la face plantaire du troisième orteil gauche.

Etat actuel, persistant depuis 5 ans : les ulcères des jambes et des pieds, ainsi que le mal perforant, sont guéris. Tous les tubercules ont complètement disparu, de même que toutes les macules lépreuses. Liseré brun persistant seulement autour des cicatrices des jambes.

La sensibilité s'est rétablie totalement au niveau de la majorité des macules primitivement anesthésiques, et, partiellement, du côté de l'extension, sur les extrémités affectées.

Anesthésie persistante aux mains et aux pieds remontant jusqu'à la partie inférieure des jambes.

Organes internes sains, bonne santé générale. De nouvelles manifestations lépreuses ne se sont pas produites depuis 5 ans.

(Dr ALBUQUERQUE FIGUEIREDO.)

OBSERVATION XX

E. O., 10 ans, atteinte de lèpre maculo-anesthésique datant de six mois, au dire de ses parents.

Etat au début du traitement, le 12 septembre 1908 : la maladie débuta par quelques accès de fièvre, de l'enchifrénement et des épistaxis, fourmillements et élancements dans les extrémités.

Un défaut de sensibilité à la face dorsale de l'annulaire gauche précéda toute manifestation éruptive.

Peu de temps après apparurent, à la région antérieure du thorax, de chaque côté, deux énormes taches érythémateuses rosées, d'environ 14 à 16 centimètres de diamètre.

Une tache semblable sur l'abdomen, à droite de l'ombilic. Au niveau de ces taches, la sensibilité était assez bien conservée. Après leur disparition, éruption, sur les membres, de nombreuses macules, disposées d'une façon à peu près symétrique, et qui devinrent plus ou moins complètement anesthésiques. A la partie postérieure et externe des bras, et antéro-externe des avant-bras, se montrèrent quelques taches rose foncé de la grandeur d'une pièce de 2 à 5 francs ; quelques-unes d'entre elles étaient plus claires au centre ou présentaient des points blanchâtres.

Au niveau de ces taches, l'anesthésie était plus ou moins complète au tact et à la piqûre.

Taches analogues sur les membres inférieurs. A la partie postéro-externe des jambes, au-dessous des genoux, deux grandes taches roses hyperesthésiques.

Au niveau des parties non occupées par l'éruption maculeuse, on notait partout de l'hyperesthésie.

La pression et les chocs, même les plus légers, provoquaient des douleurs plus ou moins vives.

Nerfs cubitaux épaissis et très sensibles à la pression.

Etat actuel : Toutes les taches ont disparu avec retour à peu près complet de la sensibilité à leur niveau et disparition de l'hyperesthésie dans les régions adjacentes. Aucune nouvelle manifestation du processus lépreux depuis deux ans.

Nous avons encore traité par le même procédé nombre de malades atteints, pour la plupart, de formes tubéreuses de lèpre, la forme nerveuse étant relativement rare dans les Etats du Brésil, où nous exercions.

Chez beaucoup de ces lépreux, les résultats du traitement ont été semblables à ceux que nous venons de rapporter. Beaucoup d'autres, après une amélioration plus ou moins nette, parfois considérable, disparurent, lassés par la lenteur de leurs progrès, ou pour toute autre raison ; quelques-uns, non sans nous avoir fait observer les excellents effets de nos prescriptions touchant la diététique et les mesures hygiéniques nécessaires ou adjuvantes.

D'ailleurs, notre exposé général, et le nombre d'observations cliniques que nous rapportons, démontrent suffisamment les ressources actuelles d'un procédé de traitement antitoxique de la lèpre, basé sur des principes identiques à ceux de la méthode sérothérapique du Dr Carrasquilla, dont il sera partout aisé de constater la remarquable efficacité, à la condition que l'on s'adresse, pour l'immunisation de l'animal, non pas à des cultures bacillaires, mais au sérum sanguin des lépreux.

Nous ajouterons que, selon notre expérience personnelle, encore qu'elle ne soit cependant pas assez longue pour autoriser des conclusions définitives, le pouvoir immunisant de ce procédé thérapeutique peut s'exercer, non seulement d'une façon curative, mais même préventivement, et permettre à bien des descendants de lépreux d'échapper à la menace de cette redoutable maladie, et qu'il contribuerait puissamment, s'il était largement appliqué, à la diminution et l'extinction des foyers lépreux:

Si le sérum antilépreux de Carrasquilla, obtenu et préparé, comme nous l'avons indiqué, selon la technique primitive de son auteur, ne renferme, comme on l'a soutenu, rien de spécifique qui provienne des bacilles de Hansen, il contient sans doute, à notre sens, des antitoxines spécifiques vis-à-vis des poisons lépreux, ou, plus exactement, des antidotes physiologiques des toxines alcaloïdiques élaborées dans l'organisme des lépreux, circulant dans leurs humeurs et qui constituent indéniablement les agents toxiques et la principale cause de la lèpre.

Aussi, il nous paraît illogique, et plus propre à entraver qu'à favoriser les recherches sur la pathogénie et la thérapeutique de la lèpre, d'avoir toujours affirmé, et jusqu'au Congrès de Bergen de 1909, sans preuves suffisantes à l'appui, et en concluant du seul fait de la présence fréquente du bacille de Hansen dans les lésions lépreuses, que *personne ne doute plus aujourd'hui que ce microbe ne soit la seule cause efficiente de la lèpre.*

Et pourtant, ce qui semble au contraire n'être plus douteux à l'heure actuelle, pour les esprits non dominés par des idées préconçues, c'est que dans la lèpre, comme dans la tuberculose, et d'autres maladies microbiennes, il existe, outre et avant le microbe, sur les frontières de la maladie, un état constitutionnel primordial, et des produits morbides, constituant les principes pathogènes essentiels qui dominent la bactériologie et commandent à toutes les manifestations morbides.

Le bacille de Hansen est sans doute la cause d'une complication fâcheuse de la lèpre, maladie considérée par de savants neurologistes et d'autres médecins comme une diathèse neuro-arthritique spéciale, ayant, à notre sens, avec le diabète et la tuberculose, des analogies profondes.

Dans la lèpre, comme dans le diabète, une intoxication déterminée par des poisons formés dans l'organisme, par suite d'un état morbide constitutionnel, en détermine l'envahissement par des microbes divers. Mais la présence du staphylocoque dans les furoncles diabétiques n'explique pas toute la maladie, pas plus que la découverte du bacille de Hansen dans les lépromes ne rend compte, ni de la façon dont la lèpre a pris naissance, ni de son origine.

De même que chez les diabétiques l'empoisonnement acétonique prédispose à la furonculose, de même chez les lépreux l'intoxication muscarienne prédispose à la lépromatose, et ces deux intoxications prédisposent finalement à la tuberculose, par laquelle se terminent souvent et la lèpre et le diabète.

En revenant au dernier sujet de notre travail, nous avons montré que le traitement de la lèpre par des méthodes basées sur les agents antitoxiques spécifiques vis-à-vis des poisons lépreux peut amener la guéri on chez la grande majorité des malades atteints de la forme maculo-anesthésique ne présentant pas de symptômes de cachexie ni de lésions d'organes internes, et chez la majorité de ceux de la forme mixte présentant des localisations nerveuses prédominantes et des lésions restreintes de certaines modalités de la forme tubéreuse.

Dans les cas de lèpre mixte à forme tubéreuse prépondérante, l'efficacité du traitement est moins notable. Cependant des améliorations plus ou moins considérables et persistantes peuvent être aussi obtenues dans ces cas (observations XII et XVII). Nous en avons observé surtout quand les lésions tégumentaires étaient formées par de petits lépromes nodulaires, ou par des infiltrations tuberculeuses diffuses ; rarement lorsqu'elles consistaient en grosses tubérosités rouges.

·La lèpre tuberculeuse pure (forme tégumentaire systématisée) est moins influencée par le traitement. Toutefois on peut encore obtenir dans cette forme un arrêt dans l'évolution du processus lépreux, accompagné d'une amélioration de l'état subjectif et quelquefois aussi des lésions locales.

Dans certaines modalités cliniques de la forme tuberculeuse, consistant en lépromes volumineux, à contours nets, tantôt dur et ligneux, tantôt mous ou pâteux, nous n'avons absolument pas observé de résultats positifs, même après un traitement très longtemps et régulièrement suivi (observations VIII et XIV).

Il résulte de ce que nous avons observé et venons

d'exposer au sujet de l'efficacité variable du traitement antitoxique dans les différentes formes et modalités cliniques de la lèpre, que, plus les déterminations nerveuses ont prévalu sur les lésions tégumentaires, plus les résultats thérapeutiques ont été favorables et proches de la guérison absolue. Par contre, plus la systématisation tégumentaire (lèpre tubéreuse) l'a emporté sur la systématisation nerveuse (lèpre maculo-anesthésique), moins les malades ont réagi sous l'influence du traitement.

Et étant donné que, d'une façon générale, les bacilles de Hansen deviennent plus nombreux à mesure que l'on s'éloigne des formes de lèpre à localisations nerveuses prédominantes, et que l'on se rapproche de celles où les déterminations tégumentaires sont le plus étendues, il en ressort que l'excellence des résultats de la méthode antitoxique de traitement de la lèpre dans les cas où les bacilles sont rares ou absents, et leur infériorité dans ceux où il y a de nombreux bacilles, constituent une preuve de plus de l'exactitude de la conception étiologique que nous avons exposée dans un opuscule précité, et développée dans ce travail.

L'apparition de l'infection bacillaire au cours de la lèpre est une complication pathologique qui aggrave son pronostic, en opposant à l'action curative du traitement antitoxique une résistance d'autant plus difficile à surmonter que les lésions locales déterminées par les bacilles sont plus considérables.

C'est pourquoi nous pensons actuellement, après

une observation de plusieurs années, que le traitement de la lèpre tubéreuse, ou à lésions tubéreuses prédominantes, doit non seulement s'adresser à sa cause toxique, mais s'attaquer aussi directement aux éléments bacillaires, et que, pour exercer plus efficacement dans ces cas son pouvoir de guérison, le procédé antitoxique de traitement spécifique de la lèpre aura besoin du concours d'agents anti-bactériens.

Orléans, imp. H. Tessier.